DE LA VACCINE

ET DE LA

SUPÉRIORITÉ DE LA VACCINATION ANIMALE

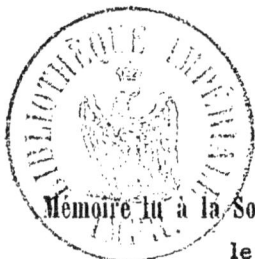

—◈⊙◈—

Mémoire lu à la Société Impériale de Médecine de Marseille
le 11 décembre 1868

Par le D͏ʳ ROUGIER

MEMBRE TITULAIRE

—◦◦◦◦—

MARSEILLE.
TYP. ET LITH. BARLATIER-FEISSAT PÈRE ET FILS,
Rue Venture, 19.

—

1869.

DE LA VACCINE

ET DE LA

SUPÉRIORITÉ DE LA VACCINATION ANIMALE.

> « Il n'en est pas de la vaccine, comme de la
> « plupart des maladies qui ne frappent qu'un petit
> « nombre, elle, au contraire, s'adresse à tous, et
> « pour qu'elle soit réellement un bienfait, il ne faut
> « pas qu'elle puisse devenir le point de départ d'une
> « calamité publique.»
>
> (DEPAUL, *Discours sur la Vaccination
> animale*. Séance de l'Académie de
> Médecine du 3 septembre 1867).
>
> *Chi innesta, innesta tutto.*
> « Qui inocule, inocule tout. »
>
> COTUGNO.

MESSIEURS,

En venant vous entretenir de la supériorité de la vaccination animale sur la vaccination humaine, j'ai pour motif d'appeler, par votre intervention bienveillante et votre avis éclairé, l'attention de l'autorité, sur une des plus importantes questions d'hygiène publique et privée, qui a pour objet la prophylaxie de la variole, maladie qui jette trop souvent l'effroi et le deuil dans les familles alarmées. Ce fléau est dù : 1° à ce que les premières vaccinations ne sont pas aussi nombreuses qu'il le faudrait ; 2° à ce que les revaccinations, devenues nécessaires par suite de l'affaiblissement progressif du vaccin, ne sont pas pratiquées d'une manière générale. Du reste, il n'en peut être autrement, parce que la source du vaccin jennérien n'est pas assez abondante pour fournir à tous les besoins, aussi parce que bien des personnes, l'ayant en suspicion, en redoutent les conséquences fâcheuses.

A Marseille, nous sommes placés dans cette position regrettable de manquer souvent de vaccin et de le puiser à une source impure. C'est à la Maternité, hôpital de la Conception, que sa conservation se fait sur des enfants de naissance, issus de filles-mères, que la maladie, la souffrance, les privations ont amenées dans cet asile de la charité publique. Un vaccin transmis à travers des générations d'enfants débiles, entachés souvent de maladies diathésiques, ne peut être qu'affaibli, en même temps qu'il est plein de dangers pour la santé de ceux qui le reçoivent. Ici se présente encore une autre considération qui a quelque importance : c'est que ces enfants, vaccinés les premiers jours de leur naissance, seront les premiers frappés dans les épidémies varioleuses ; en outre l'immunité que confère la vaccine sera d'autant plus affaiblie, qu'on aura fouillé dans leurs pustules jusqu'au dernier atome de leur vaccin. Car, il n'est pas indifférent pour la prophylaxie d'interrompre le travail de l'évolution vaccinale, par la soustraction du liquide dont l'absorption est nécessaire à une immunité parfaite. Cet état de choses appelle une réforme et c'est à vous, Messieurs, pleins de sollicitude pour la santé de vos clients, qu'incombe l'honneur et le devoir d'en prendre l'initiative. La tradition de votre société vous y invite ; vous n'avez pas oublié que plusieurs de vos membres, dont vous regrettez la perte, ont fait sur la vaccine et la variole des travaux estimés dans la science, surtout ceux des docteurs Robert et Sue, qui occupent une place distinguée dans vos archives.

Pour signaler et réclamer cette réforme, j'ai attendu que l'expérience, tant la mienne que celle de la plupart d'entre vous, eût démontré la réussite de cette nouvelle vaccine à l'égal de l'ancienne. Dès le début, j'éprouvais des insuccès qui m'avaient fait hésiter d'en continuer la pratique ; mais ces insuccès étant dus à mon inexpérience et à d'autres causes étrangères aux propriétés du cowpox, je m'appliquais à les reconnaître et, de cette connaissance de plus en plus approfondie, je puis vous dire, fort de moi-même, que le succès en est assuré.

Il y a toujours, au commencement de l'application d'une méthode nouvelle, des tâtonnements, des incertitudes que l'usage finit par surmonter. La vaccination animale devait aussi rencontrer ses petits revers, dont l'hostilité de ses adversaires a voulu, mais en vain, jeter sur elle la défaveur, qu'elle ne mérite pas. Lors de l'introduction de la vaccine en France, en 1800, le vaccin envoyé d'Angleterre fut inoculé à trente enfants, mais sa descendance fut aussitôt éteinte, on ne sait par quelle cause. Il fallut attendre l'arrivée de Wodoville, pour reprendre la propagation de la vaccine, qui venait d'échouer dans ses premiers essais. Wodoville, débarqué à Bologne, y vaccina des enfants dont le vaccin fut envoyé à Paris. Encore cette fois le vaccin ne prit pas; il vint lui-même y faire des vaccinations qui eurent un plein succès, et la vaccine fut alors définitivement introduite en France. Deux ans après sa découverte, en 1798, Jenner vit aussi échouer le vaccin dans ses mains, il vaccina son second fils, Robert, et l'opération manqua; quelque temps après, la petite vérole régnait dans son pays; alarmé des dangers auxquels son fils était exposé, manquant de vaccin, il lui inocula la variole. On voit que, dès le début, le vaccin humain a fait défaut; l'histoire ne dit pas comment Jenner renoua la chaîne interrompue de ses vaccinations.

M. Warlomont, de Bruxelles, membre de l'Académie royale de médecine de Belgique, qui, par la persévérance de ses études sur le vaccin animal, a déterminé son gouvernement à fonder un institut vaccinal, dont il a été nommé directeur, a fait l'aveu de ses fautes devant cette société savante : « Livré, dit-il, à mes propres forces, sans documents précis sur les procédés à suivre, il ne m'a pas été possible d'éviter les écueils d'une première épreuve; et si j'ai fait quelques fautes, personne ne s'en étonnera; j'espère seulement m'en faire absoudre, en venant vous en faire naïvement l'aveu. » Si, à mon tour, j'ai commis des fautes, j'en ai eu de volontaires; ne fallait-il pas expérimenter jusqu'à quelle limite le vaccin animal conserve son aptitude à se reproduire sur l'homme; ne fallait-il pas contrôler moi-même les expériences de mes prédécesseurs, pour avoir le droit de dire ce qui est la vérité ? Ces détails vous auront peut-être paru oiseux, mais je les ai crus nécessaires pour repousser des attaques, dont le moindre tort est d'avoir été prématurées.

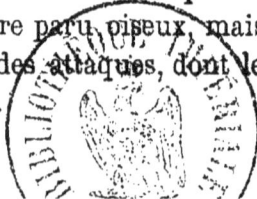

La vaccination directe de la vache à l'homme est devenue opportune et nécessaire dans un moment où la vaccine paraît courir quelque danger à cause de son efficacité amoindrie qui fait douter de son utilité, à cause aussi des transmissions contagieuses qui éloignent d'elle.

Maintenant, je me propose d'examiner si ces causes sont réelles et si le moyen mis en avant pour y remédier est vraiment efficace. Je serais heureux si je pouvais éclaircir un peu des questions si controversées, que de fausses doctrines médicales ont semées de tant d'erreurs. Les principales de ces erreurs sont : l'infaillibilité de la vaccine, l'inaltérabilité du vaccin et la non transmission des maladies diathésiques.

Jenner a toujours cru ou voulu croire à la préservation absolue de la vaccine ; il groupa autour de lui, par sa grande autorité, ses contemporains qui, dans l'enthousiasme que leur inspiraient les effets aussi étonnants que salutaires de son immortelle découverte, s'étaient promis d'étouffer à jamais tous les germes de la plus grave des contagions, qui depuis douze siècles sévit dans toutes les contrées de la terre. Mais bientôt on s'aperçut que des personnes vaccinées étaient quelquefois atteintes par la petite vérole, et on conçut sur l'infaillibilité de la vaccine des doutes qui ne tardèrent pas à se changer en certitude. Huffeland, dès 1800, les manifesta fortement dans le journal de médecine qu'il publiait alors. En 1801, Alkini fit remarquer que la lymphe du cowpox produisait des boutons bleuâtres, plus beaux, plus saillants que ceux engendrés par la lymphe humanisée. En 1814, Kingacle manifesta aussi l'opinion qu'après un certain nombre de reproductions le virus vaccin perdait peu à peu sa vertu spécifique, comme cela avait eu lieu pour le virus variolique inoculé. En 1818, le docteur Brisset donna, par ses travaux, une grande autorité à l'idée de l'affaiblissement progressif du vaccin. Dans son mémoire, lu à la société de médecine de l'école de Paris, il établit que le vaccin avait dégénéré et que, par suite, sa vertu prophylactique allait en décroissant. Le docteur Brisset s'appuyait principalement : 1° sur l'analogie du virus vaccin avec d'autres virus dont l'énergie s'est affaiblie avec le temps, par exemple, le virus syphilitique ; 2° sur une différence entre les symptômes locaux et généraux de la vaccine d'aujourd'hui et ceux de la vaccine des premiers temps ; 3° sur les épidémies de variole, qui attaquent tous les ans un nombre plus considérable de vaccinés. Ces derniers comptaient déjà pour un tiers dans l'épidémie de varioloïde qui fit, en 1828, tant de ravages à Marseille. Depuis, leur nombre n'a cessé de s'accroître. Dans le service spécial des varioleux, créé à la Conception par l'initiative du professeur Seux, sur une moyenne de quinze à vingt malades, on n'en rencontre que trois ou quatre indemnes de vaccine. Dans l'épidémie de variole qui a régné, l'année dernière, à Lisbonne, sur cent quatre-vingt-onze morts, quatre-vingt-onze seulement n'avaient pas été vaccinés. On a donc, en 1868, quarante ans après, la proportion inverse de 1828.

Après les travaux de Brisset, la croyance de la dégénérescence de la vaccine fit toujours des progrès. Dans les pays étrangers, surtout en Allemagne, un nombre considérable d'écrits vint à à l'appui de cette opinion, qui rencontra toujours une vive opposition à l'Académie de médecine. En 1836, le docteur Fiard fit des expériences comparatives sur l'ancien virus dit jennérien et sur un nouveau vaccin trouvé sur une vache, à Passy. M. Bousquet expérimenta aussi avec ce même vaccin ; il le prit sur la main de la femme Fleury, qui avait gagné des pustules vaccinales en trayant cette vache ; le résultat fut décisif en faveur de l'affaiblissement du virus vaccin et convainquit M. Bousquet lui-même, jusqu'alors adversaire de la dégénération du vaccin, comme il l'avait été de la préservation temporaire.

En 1844, le docteur Fiard renouvela ses expériences avec le cowpox spontané, trouvé sur une vache de la ferme de Magendie ; le résultat fut encore trouvé supérieur à l'ancienne vaccine. Comparant le vaccin de 1836 au vaccin de 1844, Fiard remarqua que dans l'espace de huit ans, il avait perdu de trois ou quatre jours dans la durée de son évolution. Ce dernier s'affaiblit aussi successivement et perdit ses avantages primitifs. Ainsi fut acquise à la science la réalité de l'affaiblissement du vaccin et de la durée temporaire de l'efficacité de la vaccine. Ces principes admis partout, on s'est demandé ce que doit faire le médecin pour conjurer les dangers auxquels nous exposent les épidémies de variole, devenues de plus en plus fréquentes de nos jours. La simple logique prescrit de renouveler les modifications que la vaccine opère dans l'économie par les revaccinations, de renouveler le vaccin lui-même.

Malgré l'évidence de la nécessité des revaccinations, démontrée par l'observation d'épidémies arrêtées dans leur marche par des revaccinations générales, comme celles qui furent pratiquées au collége de Sorrèze et dans bien d'autres endroits ; l'Académie de médecine, consultée à ce sujet par le ministre, déclara qu'il n'y avait pas opportunité. Cet arrêt entrava toute mesure qu'aurait pu prendre le gouvernement, et les revaccinations furent laissées à l'initiative individuelle. La presse médicale protesta, mais elle fut impuissante à rendre cette pratique générale. L'Académie des sciences, mieux inspirée et plus progressive, mit au concours, en 1838, le prix sur la vaccine. M. Serres, rapporteur de la commission, formula, en 1845, lors de la distribution du prix, ces conclusions : 1° que l'affaiblissement du vaccin était réel ; 2° que la vertu préservative de la vaccine étant temporaire, la revaccination était nécessaire pour un certain nombre d'individus à partir de neuf à dix ans. M. Serres ajoute : quant au moyen du renouvellement du vaccin, le premier qui se présente est le report du virus vaccin de l'homme à la vache, report tenté à toutes les époques depuis la découverte de la vaccine ; mais on ne l'a fait, dans les premiers temps, que comme expérimentation ; il n'y a qu'un petit nombre d'années qu'on a cherché dans ce fait un moyen de restituer au vaccin l'énergie qu'il avait perdue. Les auteurs de plusieurs mémoires pour le concours ont pensé que la vache rendait le vaccin tel qu'elle l'avait reçu, mais la commission trouva cette conclusion trop absolue et invita les observateurs à ne pas se contenter, comme on l'avait fait jusqu'à ce jour, de le porter une fois sur l'homme, mais de le transmettre ensuite d'une manière successive de vache à vache.

DE LA CONTAGION DES MALADIES VIRULENTES PAR LA VACCINE.

Le virus vaccin emprunte-t-il, en passant par l'organisme humain, ses principes constitutionnels ; peut-il s'y allier à d'autres virus ? Aux premiers jours de la découverte, les partisans de l'inoculation de la variole disaient : nous ne voulons pas de la vaccine, parce qu'elle communique des maladies virulentes qu'ils décrivaient sous le nom de cowpox, gale vénérienne ; les partisans de la vaccine répondirent : c'est l'inoculation de la variole qui contamine les sujets inoculés. Le virus vaccin ne s'allie pas à d'autres virus et ne donne que la vaccine ; des deux côtés est la vérité, en ce sens que la vaccine et la variole inoculées à des personnes saines leur communiquent d'autres maladies.

On a fait du virus vaccin un être abstrait, indépendant de toute loi physiologique, entrant dans le corps humain et en sortant dans sa virginité. Cette doctrine, qui tranquillisait la conscience du médecin, fut facilement adoptée, au point que l'Académie de médecine fit, en 1830, sa profession de foi que le virus vaccin ne peut se charger d'aucune impureté, et elle s'écria : vaccinez, vaccinez toujours ; des faits innombrables ont démontré que le virus vaccin, puisé chez des sujets atteints de maladies susceptibles de se communiquer par contagion , comme la syphilis et la petite vérole, ne se chargeait, dans aucun cas, d'autres principes et ne donnait que la vaccine. Ce commandement fut envoyé à tous les vaccinateurs de France. Mais on sait à présent combien il est dangereux de se servir de toute espèce de vaccin. A cette époque régnait la doctrine du Val-de-Grâce, qui subordonnait toutes les maladies à un principe d'irritation et faisait table rase de toutes les maladies spécifiques et diathésiques ; bientôt aussi allait naître la doctrine de l'Hôpital du Midi qui, grandisant avec le talent de son auteur, rejeta la contagion de la syphilis constitutionnelle. Tandis que ces éminents médecins professaient des idées qui n'étaient pas dans la nature, d'autres médecins de la descendance hippocratique, plus avisés, purent s'apercevoir des faits de contagion qui se passaient sous leurs yeux. Galbiati publia le premier, en 1810, quatre observations de syphilis transmises par la vaccination, et voici le raisonnement sur lequel il appuyait sa théorie : « Si dans l'homme, dit-il, il y a plusieurs maladies transmissibles par l'inoculation d'un sujet à un autre ; si ces maladies ne se confondent pas entr'elles et que leurs germes développent les effets propres du virus dont ils émanent, plusieurs maladies pourront donc se communiquer avec la vaccine, sans se confondre avec elle. Si plusieurs maladies ne sont pas transmissibles à la vache, leurs germes, réunis à ceux de la vaccine dans le virus, resteront inutiles sur cet animal, la vaccine qui se développera en lui sera donc pure et libre du mélange de toute contagion, parce qu'elle est le produit unique des particules vaccinales du virus et des humeurs propres de l'animal.

« Ce n'est pas une panique, ce n'est pas une hypothèse, que l'homme puisse souvent gagner d'autres maladies avec la vaccine humaine ; c'est prouvé par les faits, appuyé par le raisonnement, et c'est constaté par les médecins observateurs. Celui qui veut dissiper cette crainte, celui qui prétend inspirer une folle assurance de ne point multiplier avec la vaccine les maladies de l'homme, quoique le vaccin en contienne les germes, n'est pas un philanthrope ; il se rend par avance responsable de toutes les victimes qui pourront être immolées à une si folle croyance. »

Ces idées de Galbiati concordent avec ce qu'est venue démontrer l'étude récente des virus par la méthode expérimentale, qui a constaté dans les organismes l'existence simultanée de deux virus. Les opinions scientifiques même étaient alors suspectes à Naples, leurs secrets étaient bien gardés, de sorte que celles de Galbiati ne se répandirent pas au dehors ; dans un autre pays de l'Italie, à Crémone, le professeur Cerioli publia, en 1821, des observations qui ne laissèrent rien à désirer sur la véracité des faits de transmissions contagieuses. Les désastres de Rivalta eurent un grand retentissement. L'éveil donné, ceux de Lupara suivirent aussitôt, et successivement dans presque toutes les contrées d'Europe se répétèrent des accidents de syphilis qui accompagnaient la vaccine.

En 1853, un procès fameux, qui fut funeste au docteur Hubner, agita toute l'Allemagne. La France devait aussi avoir ses Rivolta dans le Morbihan et jusqu'au sein de l'Académie de médecine. Je cesse cette énumération lugubre de tant de malheurs, dont l'évidence est si grande qu'elle n'a pas besoin de commentaire. Que pourrait-on ajouter de plus à ce qui a été dit dans les académies de médecine de France et de Belgique, dans les sociétés savantes et dans les journaux de médecine? La syphilis vaccinale est à présent bien et dûment acquise à la science ; mais si tout le monde en convient, on est loin encore de croire à l'inoculation des autres diathèses dont la part est plus grande dans les méfaits de la vaccine. Si la diathèse syphilitique est inoculable, pourquoi les autres ne le seraient-elles pas ?

Je citerai un cas de scrofules transmises avec la vaccine : l'enfant G..., âgé de six mois, fut vacciné par une sage-femme; deux mois après, je fus appelé pour visiter cet enfant qui poussait des cris que rien ne pouvait calmer. Sans fièvre et sans symptômes de maladie, je le fis dépouiller de ses langes, et palpant successivement toutes les parties de son corps, je découvris une tumeur à l'aisselle gauche qui s'abcéda et laissa échapper des flots de sérosité purulente. On pourra objecter que la vaccine donne quelquefois lieu à des engorgements des ganglions axillaires, ce qui est vrai, mais on ne cite pas d'exemples de suppuration. Cet enfant, qui est maintenant âgé de sept ans, a toujours eu une santé mauvaise, presque toujours affecté d'ophtalmies scrofuleuses.

Le docteur Danet, médecin du ministre de l'intérieur, a lu, à la fin de l'année 1866, à l'Académie des sciences, un excellent mémoire sur la vaccine et la vaccination animale, dans lequel il démontre que le virus vaccin se présente avec des formes différentes chez les sujets atteints de maladies diathésiques, syphilis, scrofules, etc.

« MM. Taupin et Bousquet, dit-il, nient positivement que les vaccins se modifient d'après la constitution individuelle ; ces auteurs et plusieurs autres soutiennent que les modifications de forme et de nuance ne prouvent rien, quant à la constitution atomique du vaccin et à ses propriétés, et que le terrain qui a reçu, rend la graine telle qu'elle lui a été confiée; toutefois, ils acceptent trois exceptions, les ictériques, les chlorotiques et les lymphatiques. Dans les deux premiers cas, ces Messieurs admettent que la pustule vaccinale participe de l'état général et que, dans le dernier, les croûtes, qui sont le résultat de la dessication de la pustule normale, sont remplacées par des ulcérations longues et difficiles à guérir. »

« Le virus vaccin, disent aussi MM. Blache et Guersant, ne paraît pas s'allier avec d'autres virus. Lorsqu'on inocule un mélange de virus vaccin, de virus syphilitique scrofuleux, on n'a que la vaccine. » Je serais bien heureux de partager la manière de voir des auteurs que je viens de citer sans avoir vu les victimes de ces malheureuses opérations qui, depuis quelques années, viennent d'infecter de syphilis un grand nombre d'enfants qu'on avait voulu vacciner. En arrêtant mes regards sur les modifications profondes, je dirai même caractéristiques, des pustules vaccinales qui font le sujet du recueil des planches qui accompagnent ce travail; il me serait difficile, si je n'avais pas encore d'autres motifs, d'adopter les consolantes conclusions de MM. Taupin, Bousquet, Blache et Guersant. »

Les inoculations du virus vaccin sur les tuberculeux, les scrofuleux et durant d'autres maladies diathésiques, n'ont rien donné que du vaccin. Espère-t-on voir une inoculation vaccinale rendre instantanément rachitiques ou tuberculeux les individus vaccinés ? Pouvais-je penser que je reproduirais la syphilis, si je vaccinais avec le vaccin recueilli sur les vieux syphilitiques que j'ai fait dessiner ? Non, les pustules vaccinales qui résultent de ces inoculations, si le sujet nouvellement vacciné est sain, devaient et doivent avoir toutes les apparences du bon vaccin, mais s'en suit-il qu'il soit sain? S'en suit-il, parce que cette éruption a tous les dehors, toutes les teintes, toute la marche de la bonne vaccine, qu'elle ne contienne pas dans son sein les germes encore latents d'une de ces maladies, qui n'attendent pour se développer fatalement que l'influence d'une des grandes modifications constitutionnelles, que nous connaissons sous le nom d'âge critique. Répondre négativement, c'est faire bien peu de cas des graves conséquences que fait prévoir à tout médecin la beauté scrofuleuse dont nous retrouvons les formes rondes et boursoufflées dans les pustules nées chez les scrofuleux.»

Je suis d'autant plus porté à admettre que le vaccin est modifié par la constitution individuelle, que j'en rencontre partout les preuves, dans les auteurs même que je viens de combattre, comme dans mes propres expériences et, sans parler des trois exceptions qu'ils ont acceptées, mes honorables adversaires disent, et je suis de leur avis, que le virus vaccin appauvri, recueilli au déclin des maladies inflammatoires, reprend une nouvelle vigueur sur les sujets sains. Mais c'est justement ce que je veux prouver. « Sain ou malade, le sujet vacciné modifie le vaccin qui lui est donné. » (*Moniteur*, 13 février 1867.)

Comme vient de le dire le docteur Danet, le virus vaccin s'imprègne, par son passage dans le corps humain, de tous les principes constitutionnels, de toutes les diathèses qu'il recèle. Les simples notions de physiologie nous apprennent que tout ce qui s'élabore en nous, par les sécrétions, est le produit de l'économie entière et que, dès lors, si on vient à inoculer une de ces sécrétions, les germes divers que contiendra le produit pourront se développer chez le sujet inoculé ; et ce qui est bien remarquable, quoique les effets des inoculations contagieuses ne soient pas immédiats, leur action dans l'économie n'en est pas moins constante, puisqu'elle influence la forme, la teinte, la grosseur des pustules. Le recueil du docteur Danet met le fait en évidence. Chez l'ictérique, la pustule est jaunâtre; chez le lymphatique, le scrofuleux, la pustule est boursoufflée, plus large et moins proéminente ; chez le chloro-anémique, elle est décolorée et sans auréole inflammatoire. Le 5 juin dernier, j'ai vacciné un enfant de quatre mois, potelé, mais très pâle ; je suivis attentivement l'éruption vaccinale. Au commencement du troisième jour, apparurent des papules qui s'accrurent lentement le quatrième et le cinquième jour et s'ombiliquèrent le sixième ; les pustules, ainsi formées, s'accrurent jusqu'au douzième jour, où elles acquirent le volume d'une pièce de 50 centimes. Ne voyant pas apparaître l'auréole inflammatoire, qui est généralement très étendue chez les vaccinés avec le cowpox de génisse, j'examinai plus attentivement cet enfant et je m'aperçus qu'il avait les muqueuses de la bouche, des lèvres, des paupières, pâles, décolorées, sans ce rose qui est l'indice d'une sanguification normale.

Si, depuis qu'on signale la dégénérescence du vaccin humain, son action s'affaiblissait sans cesse, sa préservation serait éteinte. C'est ce qui serait précisément arrivé, si le virus vaccin, n'était pas influencé par les constitutions individuelles. C'est-à-dire si le vaccin ne participait pas de celui qui le donne, comme de celui qui le reçoit. La bonne constitution d'un enfant améliore celui qui vient d'un enfant chétif et malade et vice-versâ, comme celui-ci donnera au premier un vaccin affaibli et malsain. La vaccination de bras à bras n'est donc qu'une vraie loterie, à laquelle le médecin ne doit pas jouer, puisque l'enjeu est la santé publique; et comme il y a à coup sûr, plus de constitutions débiles et entachées, plus il naîtra d'elles des vaccins imparfaits et impurs, qui, par la marche du temps, perdent toute vertu prophylactique. La statistique le prouve; en effet, de 1796 à 1828, 32 ans après la découverte, un tiers des vaccinés étaient déjà atteint dans les épidémies varioleusés. De 1828 à 1868, leur nombre s'est accru d'un autre tiers. Ne serait-il pas à craindre que, d'après ce calcul, qui est exact et même au-dessous de la vérité, dans trente ans peut-être, la vaccine jennérienne eût perdu toute son afficacité. Ce cri d'alarme a été poussé par des observateurs qui, témoins oculaires et acteurs des premières vaccinations, les ont vues, dans leur longue carrière médicale, produire des phénomènes de moins en moins accentués. Voici ce que disait un vétéran de la médecine en 1840, au sujet d'une épidémie de variole qui ravageait Bayonne : « Si la durée de l'efficacité de la vaccine ne s'est pas jusqu'à présent maintenue telle qu'on l'avait jugée, qu'elle conséquence déduire de cette différence? » La seule qui me semble étayée de la faveur d'un bon nombre de probabilités et être en harmonie avec les faits, consiste à penser que, depuis son origine jusqu'à nos jours, le virus vaccin transmis de bras à bras et non renouvelé dans sa source première, a dégénéré graduellement et que de la dégénération successive est provenu le ralentissement de sa vertu préservative de la variole, et qu'à ce ralentissement progressif se rattache, avec une vraisemblance assez fondée, la crainte de le voir dépouiller finalement du reliquat momentané et transitoire de cette vertu.»

Pour éviter les dangers de contagion que je viens de signaler quelles sont les précautions à prendre? on a recommandé d'attendre 3 ou 4 mois après la naissance pour choisir les vaccinifères, mais les statistiques de MM. Roger et Diday ne montrent-elles pas que la syphilis héréditaire s'est parfois manifestée, dix ou quinze mois après la naissance? notre savant confrère le Dr Pirondi en a constaté un cas qui apparut après dix-huit mois. (*Quelques mots sur la Vaccine et la Vaccination* 1865). La connaissance de la santé des parents n'est pas toujours suffisante.

Les plus honnêtes familles ne sont-elles pas quelquefois visitées par cette contagion, et quand l'événement arrive, c'est souvent à un médecin étranger quelles vont faire la confidence d'un mal que leur médecin ignorera et qui un jour leur demandera la vaccine de leur enfant. Quant à la recommandation de M. Viennois, de ne se servir que d'un vaccin pur de tout mélange de sang, nous la croyons très difficile; quoique d'apparence cristalline, la lymphe vaccinale, ne peut-elle pas contenir quelques globules sanguins, inapréciables à l'œil nu, mais que le microscope rendra apparent? « Malgré toutes les précautions, dit M. Pirondi (loc. cit.), employées pour décharger une pustule vaccinale de sa lymphe inoculable, est-on bien sûr d'éviter que la pustule saigne d'une façon non visible à l'œil du vaccinateur? Je dis ceci parce qu'il y a quelque temps j'ai examiné à l'aide d'une forte loupe des pustules vaccinales ouvertes avec grand ménagement et que d'imperceptibles goutelettes sanguines ont été constatées là où, à l'œil nu, il

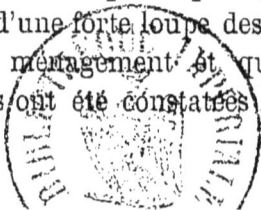

me semblait voir un liquide complètement dépourvu de sang. »

En outre est-il bien sûr qu'il n'y a que le sang qui contamine ? La sérosité vaccinale n'est-elle pas élaborée du sang, n'est-elle pas son produit, et dès lors n'est-elle pas inoculable comme lui ? Aussi, quelques précautions qu'on puisse prendre, on n'aura jamais aucune certitude. Pour avoir toute garantie, le seul moyen est le vaccin de génisse. Mais on objecte : la vache n'est-elle pas sujette à des maladies virulentes, la tuberculose, le charbon, etc., la tuberculose n'est pas héréditaire dans la race bovine, elle est rare dans les pays d'élevage, c'est une maladie quelle acquiert par un long séjour dans les étables, surtout dans ceux des grandes villes où l'air confiné peut y créer des miasmes infectants. Du reste, cette maladie ne se développe dans la vache qu'à un âge avancé, et, comme les sujets qui servent de vaccinifère sont très-jeunes, ils ne peuvent pas être entachés. Quant à l'affection charbonneuse, les symptômes en sont si marqués, que de suite on en reconnaît l'existence. M. Pirondi ajoute : « Mais isolé ou à l'état collectif, le charbon, sur lequel on a le plus particulièrement insisté, constitue une de ces maladies qui ne laissent guère place à l'erreur du diagnostic, et ce serait véritablement une chimère que de repousser le cowpox, par cela seul que la vache est susceptible de devenir charbonneuse. Il est inutile d'insister davantage sur ce point. » Toutes les tentatives qu'on a faites pour inoculer la syphilis à la vache ont échoué, et cette inoculation fût-elle possible, qu'elle ne peut pas être opposée à la vaccination animale, puisque ceux qui la propagent n'emploient que le cowpox spontané cultivé sur la génisse.

Le vaccin de génisse dégénère-t-il comme le vaccin humain ? M. Bousquet lui a prédit la même dégénérescence ; je m'inscris en faux contre cette assertion toute gratuite; depuis deux années que j'expérimente, j'ai toujours observé les mêmes phénomènes locaux et généraux, aussi accentués à la fin qu'au commencement de mes expériences. M. Lanoix, depuis quatre ans, ne s'est jamais aperçu d'aucune différence dans les résultats. M. le professeur Depaul, pendant les neuf mois qu'ont duré les expériences qui ont été faites par le cowpox, aux vaccinations de l'Académie, a vu les dernières pustules aussi belles que les premières. Il remarque en outre que le cowpox de transmission à la vache produit sur l'homme des symptômes aussi intenses que le cowpox spontané. M. le docteur Danet, après avoir inoculé quarante génisses, n'a constaté aucun caractère différentiel dans la production de leur vaccin, si ce n'est un degré de force plus ou moins grand selon la variété de race. C'est la race suisse qui donne, ici, le vaccin le plus parfait et le plus fort.

M. Warlomont, dans la séance de l'Académie de Médecine du 17 septembre dernier, a lu un mémoire pour démontrer de nouveau que la vache est le terrain propre pour la régénération du vaccin, et que sa vertu est toujours égale, quel que soit le nombre des transmissions. Les expériences de la commission de la Société des Sciences Médicales de Lyon dont M. Chauveau a été rapporteur en 1865, prouvent aussi que la vache conserve le vaccin dans toute sa force.

Les premiers auteurs ont décrit les symptômes de la vaccine en tout semblables à ceux que le cowpox de génisse reproduit toujours et que l'ancien vaccin a perdu, et si le vaccin jennérien avant sa déchéance avait une immunité plus longue, contre la variole, aujourd'hui la vaccine, régénérée par le cowpox de génisse, aura reconquis son ancienne préservation. Ce raisonnement nous paraît la logique du bon sens, mais une preuve de plus de la force du cowpox, nous la trouvons dans les succès qu'il obtient dans les revaccinations, car la moyenne des succès est de 20 0/0 avec le vaccin-humain et de 40 0/0 avec le vaccin animal. L'exactitude de ces chiffres ressort des nombreuses revaccinations pratiquées par M. Lanoix dans divers établissements publics, collèges, hôpitaux etc. et par M. Danet dans les établissements pénitentiers et colonies du gouvernement. Quoique les revaccinations que j'ai faites aient été pratiquées sur des sujets des divers âges, et pas assez nombreuses pour asseoir une statistique, je puis dire que j'ai réussi dans une proportion plus grande.

On a fait à cette vaccine le reproche de ne pas réussir à l'égal de l'ancienne ; les insuccès que les praticiens ont éprouvés ne sont dus qu'à leur inexpérience, et lorsqu'on la pratique avec attention, on peut avoir même de plus nombreuses réussites. Mais qu'elle soit numériquement inférieure ou supérieure, le plus essentiel c'est qu'elle écarte tout danger de contagion.

A côté du reproche de presque nullité, on a accusé sa violence. La croyance d'une trop forte action partait de Jenner ; il redoutait tant les effets directs du cowpox spontané, qu'il est douteux qu'il l'ait jamais pris à sa source. Les inoculations récentes du cowpox spontané, comme du cowpox de transmission, n'ont eu aucune suite grave. Le Dr Fiard, en 1844, inocula le cowpox trouvé sur une vache de la ferme de Magendie. Le Dr Partenais fit, avec le cowpox trouvé à Beaugency, quatre vaccinations et quatre revaccinations qui réussirent parfaitement sans accident. M. Warlomont, expérimentant avec le cowpox spontané trouvé en juillet dernier en Belgique, n'a pas obtenu d'autres phénomènes que ceux d'une bonne vaccine. Les vaccinateurs allemands ont inoculé le cowpox, et jamais aucune suite fâcheuse n'a été signalée.

Si nous nous rapportons à ce qui se passe à Naples, la prophylaxie du cowpox est bien établie ; il est de notoriété publique dans cette ville, d'après le Dr Palassiano, que la vaccine animale préserve mieux que la vaccine humaine, et que les personnes vaccinées de bras à bras sont plus sujettes à contracter la variole ; ce qui fait qu'aujourd'hui la pratique de la vaccination par le cowpox y est devenu générale. M. Lanoix cite, dans les mémoires qu'il a lus à l'Académie de Médecine, deux épidémies varioleuses arrêtées dans leur marche par le cowpox de génisse.

En 1810, Galbiati installa à Naples la vaccination de la vache à l'homme, qu'il appela vaccination animale ; il eut pour successeur, son élève le Dr Négri qui, depuis vingt-cinq ans, se livre avec le plus grand succès à cette pratique ; la municipalité de Naples et le gouvernement italien lui ont confié le mandat de vaccinateur officiel ; M. le Dr Bima, mé-

decin en chef du sixième département militaire, a ordonné
dans l'armée les vaccinations et les revaccinations avec le
cowpox napolitain. M. Négri emploi le cowpox spontané,
transmis de génisse à génisse et conservé sur elles ; il a eu
trois fois le bonheur de le puiser à sa source vierge, au pis
de la vache.

En 1864, M. Lanoix, qui a importé en France la méthode
napolitaine, a fondé à Paris un établissement de vaccinations
avec le cowpox spontané conservé sur la génisse. En 1866,
il remplaça le cowpox qu'il avait apporté de Naples par
celui qui fut trouvé à Beaugency. C'est ce dernier que j'ai
rapporté de Paris et qui depuis deux ans me donne les
meilleurs résultats, que le Corps médical a pu apprécier. Je
viens de le remplacer par le cowpox spontané trouvé en
juillet dernier en Belgique, et que M. Warlomont m'a envoyé.

Avant l'introduction de la nouvelle méthode, il n'y avait
nul moyen de renouveler le vaccin d'une manière générale ;
les cas de cowpox sont rares et isolés, et, quand il en appa-
raît quelqu'un, comment le répandre partout? Les cowpox
spontanés de Passy et de la ferme de Magendie n'ont servi
en 1836 et 1844 qu'à des expériences particulières qui n'ont
pas même pu renouveler le vaccin Jennérien dans la Capi-
tale, tandis que le vaccin de génisse est si abondant qu'il est
facile de le propager partout.

Les partisans de la vaccine animale se font un devoir de
renouveler leur vaccin chaque fois qu'un cas de cowpox
spontané se présente. Une croûte de pustule, un tube, suffiront
pour ensemencer tous leurs établissements. Ainsi le grand
problème du renouvellement du vaccin, tant recommandé,
est entièrement résolu par la vaccination animale.

DE LA THÉRAPEUTIQUE DE LA VACCINE.

Aux premiers temps de la découverte, lorsqu'on apportait
une attention de tous les jours sur l'évolution de l'éruption
vaccinale, parce que les sujets vaccinés étaient reçus dans

des établissements publics, on remarqua que les personnes atteintes d'affections chroniques éprouvaient des modifications heureuses dans l'état de leur santé, et que quelquefois elles obtenaient la guérison de leurs maladies. Je n'aurais pas porté mon attention sur des faits depuis longtemps oubliés, parce que l'action atténuée de la vaccine ne produit plus ces phénomènes généraux qui impriment à l'économie un mouvement fébrile, susceptible d'opérer une action curative, si je n'avais été témoin des effets salutaires qu'éprouvaient les vaccinés avec le cowpox de génisse, pour se débarrasser des maladies longues et difficiles à guérir. J'ai vu disparaître, à la suite de la vaccination animale, des croûtes laiteuses (eczéma) ; cette année, chez des enfants atteints de coqueluche grave, les quintes de toux ont diminué pendant l'évolution vaccinale, des ophtalmies scrofuleuses se sont modifiées heureusement et ont guéri ensuite, à l'aide d'un traitement approprié qui avant était resté sans effet. Les praticiens seront heureux de saisir l'occasion du mouvement vaccinal, pour le faire servir à la guérison de maladies dont, auparavant, ils n'auraient pas pu triompher. Je ne m'étends pas plus longuement sur les heureux résultats du vaccin animal, parce que je laisse aux soins de mes honorables confrères les clients qu'ils m'adressent, me bornant au rôle de médecin vaccinateur.

Longtemps avant Jenner, il était de tradition populaire que les personnes qui, en trayant les vaches, contractaient des boutons semblables à ceux de la variole, étaient préservées de cette maladie. C'etait alors le hasard qui présidait à l'inoculation de ce liquide préservateur qu'on appela cowpox. Comme c'était à l'humeur de ces boutons qu'on attribuait les vertus prophylactiques, il semblerait que Jenner, aurait dû l'inoculer directement à l'homme, mais Jenner ne connaissait pas ces boutons lors de ses premières vaccinations, et s'il avait fallu attendre qu'il pût les inoculer, surtout au moment propice de leur virulence, la vaccine probablement n'aurait pas été trouvée. Le grand mérite de Jenner que rien n'égale, par les bienfaits qu'il a procurés à l'humanité, a été, en apercevant des pustules sur les mains de Sarah Nelme, qu'elle avait gagnées en trayant ses vaches, de les avoir inoculées, à l'enfant Phips âgé de huit ans. L'histoire a dû garder le nom du premier vacciné, en 1796. Ainsi dès l'origine la vaccine fut déviée de sa voie naturelle, et on ne doit pas s'étonner si, dans sa marche à travers les temps, elle rencontre des écueils sur lesquels elle pourrait échouer. Heureusement, la vaccination animale se présente, non pas en étrangère, comme le dit M. Bousquet, mais en souveraine qui rentre dans son domaine, empressée de réparer les maux que cause son absence.

De cette étude je puis conclure :

1° La prophylaxie de la vaccine contre la variole est temporaire ;

2° Le virus vaccin s'affaiblit et dégénère par ses transmissions d'homme à homme ;

3° La soustraction du vaccin des pustules affaiblit la vertu préservative de la vaccine, en modifiant l'évolution vaccinale et modérant les symptômes locaux et généraux ;

4° Le cowpox spontané, cultivé sur la génisse, ne dégénère pas par ses transmissions de génisse à génisse ;

5° Le cowpox de transmission, comme le cowpox spontané, inoculé à l'homme, produit des symptômes locaux et généraux, plus accentués que ceux du vaccin humain, sans amener une réaction dangereuse ;

6° Les révaccinations sont utiles et nécessaires à partir de 7 à 9 ans ;

7° Les vaccins sont influencés par les constitutions individuelles ;

8° Le virus vaccin, en passant par l'organisme humain, emprunte à celui-ci ses principes constitutionnels ;

9° Il est quelquefois dangereux de vacciner de bras à bras ;

10° La vaccination de la vache à l'homme est la seule qui présente toutes les garanties de succès et de sécurité, et elle dégage la responsabilité du médecin ;

11° Outre sa vertu prophylactique, le vaccin produit dans l'organisme humain une fièvre douce, un stimulus salutaire, qui modifie heureusement certaines maladies et amène quelquefois leur guérison ;

12° La vaccine de la vache est la voie naturelle dans laquelle on doit rentrer pour réparer les maux que cause la vaccine humaine.

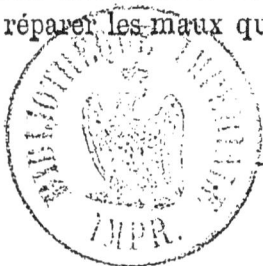

www.ingramcontent.com/pod-product-compliance
Lightning Source LLC
Chambersburg PA
CBHW050429210326
41520CB00019B/5854